쉽게 따라하는
부위별 운동카드

백지현, 한다빈, 최유정, 남다연, 박대성 共著

본 책자는 대전·세종·충남 지역혁신플랫폼 대학교육혁신본부 지역혁신센터
"2024년도 DSC 실행리빙랩 지원사업"의 지원을 받아 제작되었습니다.

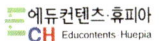

☑ 목 차

1. 운동 체크 리스트 ·· 3
2. 코어 활성화 운동 ··· 5
3. 허리 운동 ·· 9
4. 무릎 운동 ·· 17
5. 어깨 운동 ·· 27
6. 골반 운동 ·· 39
7. 흉추 운동 ·· 47
8. 발목 운동 ·· 51

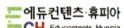

1. 운동 체크 리스트

운동 체크 리스트

요일	월	화	수	목	금
운동 체크					

※ 주의사항

- 시작 전 충분한 준비 운동을 꼭 한다.
- 관절에 체중을 과하게 싣거나, 무리를 가하는 운동은 피한다.
- 혈당이 높을 시엔 운동을 삼가하며 냉방이 잘 갖춰진 곳에서 한다.
- 혈압이 있는 경우 바닥에 눕거나 엎드리는 자세는 피한다.
- 저혈당 증상(어지러움, 떨림 등) 이 있다면 운동을 진행하지 않는다.
- 식후 1~2시간 이후 운동한다.
- 운동이 끝난 후 간단한 마무리 운동을 꼭 한다.

2. 코어 활성화 운동

코어 활성화 운동 1 (호흡 *)

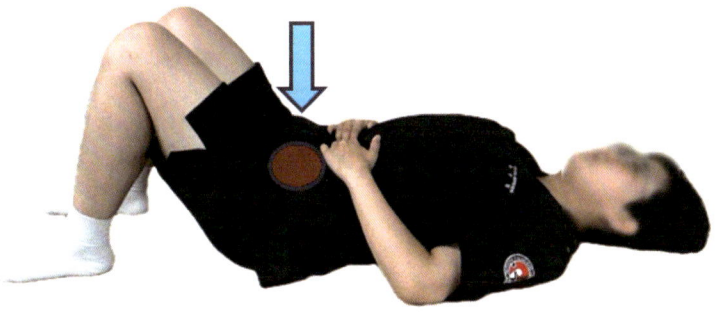

5회 3세트

1. 엉덩이를 좌우로 자연스럽게 흔들어서 허리 긴장을 풀어준다.

2. 배꼽을 바닥으로 쏙 누르기 5번

- 코로 숨 마시고 내쉬는 호흡에 누른다.
- 손은 배꼽 밑 3cm에 위치시킨다.

코어 활성화 운동 2 (호흡 *)

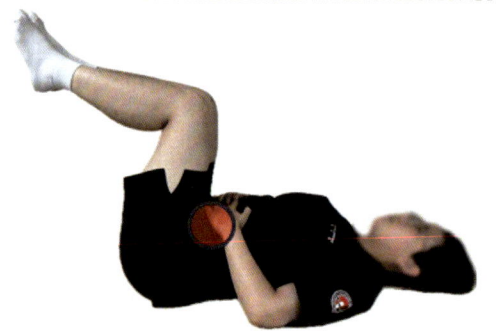

5회 3세트

1. 한쪽 다리씩 천천히 들어올린다.

2. 배꼽을 바닥으로 쏙 누르기 5번

* 허리가 바닥에서 뜨지 않도록 주의!

코어 활성화 운동 3 (호흡 *)

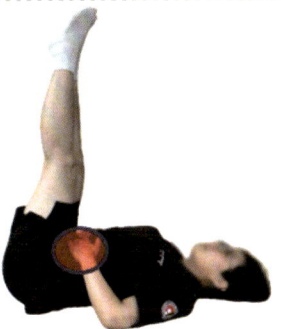

10회 2세트

다리를 펴서 수직으로 들어올린 상태에서 배 바닥으로 눌러준다.

- 뒤쪽 근육이 너무 당긴다면 다리를 살짝 구부린다.
- 허리에 무리가 가지 않는 선에서 진행한다.

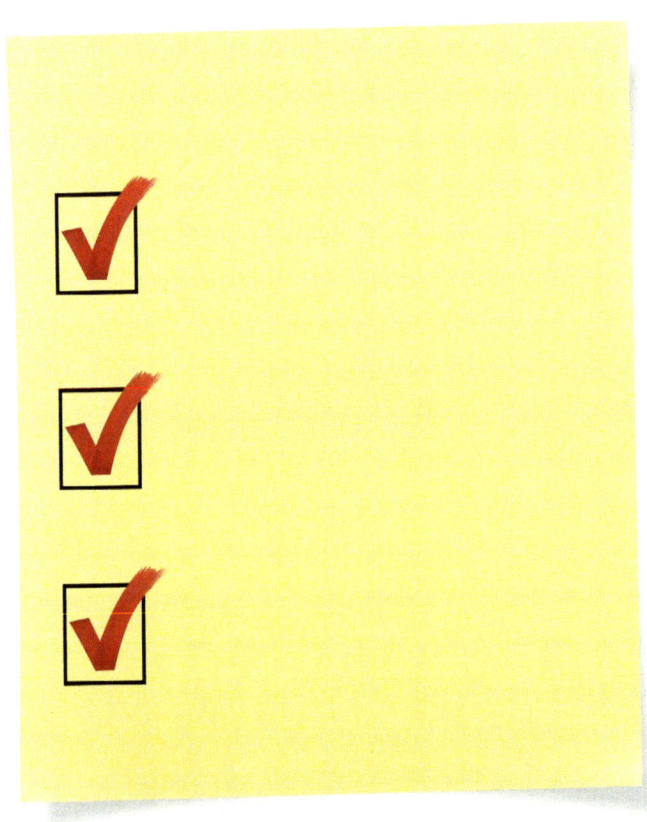

3. 허리 운동

허리 안정화 운동 1

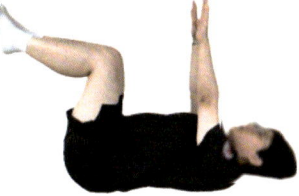 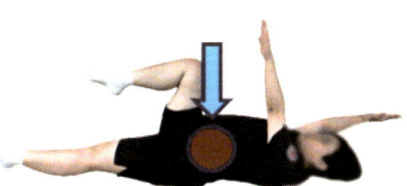

10회 3세트

1. 바닥에 누워 한 다리씩 다리를 구부리고 팔은 하늘을 향해 뻗어준다.
2. 배를 바닥에 누르고 팔 다리 대각선으로 뻗어준다.(왼손-오른발/ 오른손-왼발)

번갈아가면서 진행
* 코로 숨 마시고 내쉬는 호흡에 뻗어준다.
* 팔 다리 움직일 시 배 바닥으로 누르기 집중!

허리 안정화 운동 2

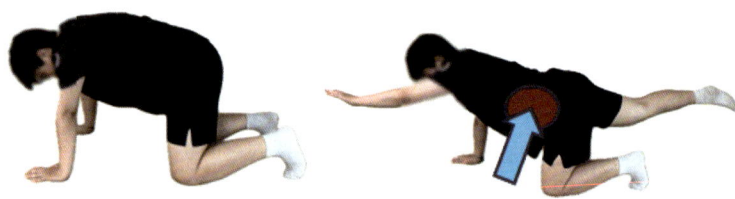

6세트(한바퀴 한세트)

1. 네발기기 자세로 코어를 잡는다.
2. 왼팔 ➡ 오른팔 ➡ 왼다리 ➡ 오른다리 순으로 한번씩 들어올려준다.

왼팔-오른다리/ 오른팔-왼다리 세트로 진행하면 난이도가 올라간다.

* 코로 숨 마시고 내쉬는 호흡에 뻗어준다.
* 배꼽을 쏙 집어 넣고 힘준 상태에서 진행!

허리 신전 운동 1 (디스크)

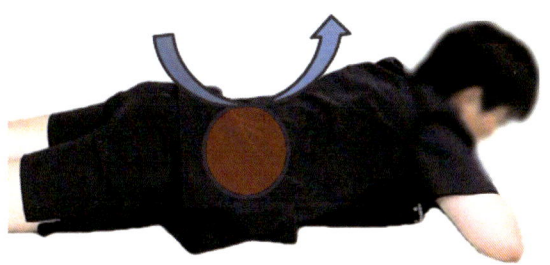

8회 3세트

1. 양손을 포개 턱밑에 괴고 엎드려 준다.

2. 코로 숨을 크게 들이쉬고 입으로 천천히 내쉰다.

- 숨을 들이쉴 때 허리가 올라가고, 내쉴 때는 허리의 C자 커브가 자연스럽게 만들어진다.

허리 신전 운동 2

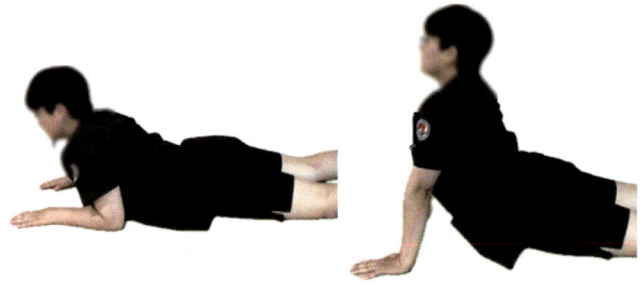

30초 버티기

1. 엎드려 누운 상태에서 통증이 없는 범위까지 상체를 올려준다.
2. 30초 버틴다.
3. 각도를 조금 더 증가해서 30초 다시 버틴다.
4. 마지막에 팔을 뻗고 3초 버티고 내려온다.

* 팔 뻗을 때 통증이 있기 직전까지만 팔을 늘린다.

엉덩 근육 강화 운동

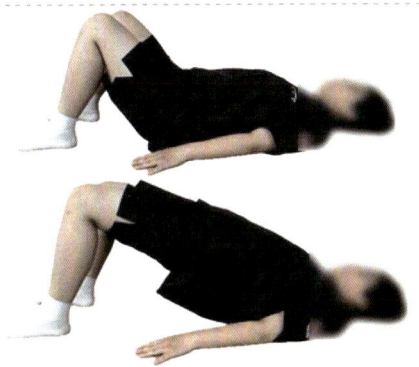

1회 5초 유지, 10회 3세트

1. 바른 자세로 누운 상태에서 양 무릎을 90도로 구부려 세워준다.

2. 괄약근을 조이면서 엉덩이를 위로 들어올렸다 천천히 내린다.

척추 굴곡 개선 운동

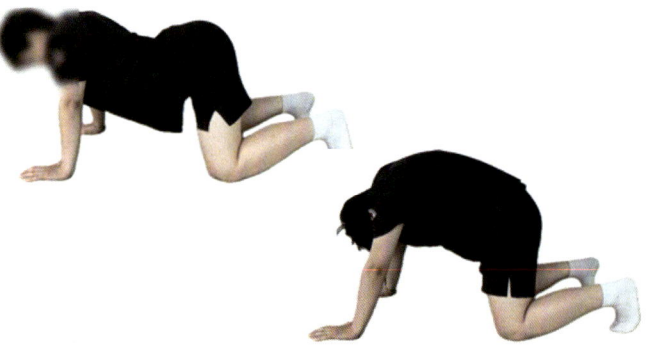

10회 3세트

1. 허리는 바닥 쪽으로 내리고 머리와 엉덩이는 들면서 숨을 내쉰다.

2. 허리를 위쪽으로 볼록하게 만들면서 숨을 들이쉰다.

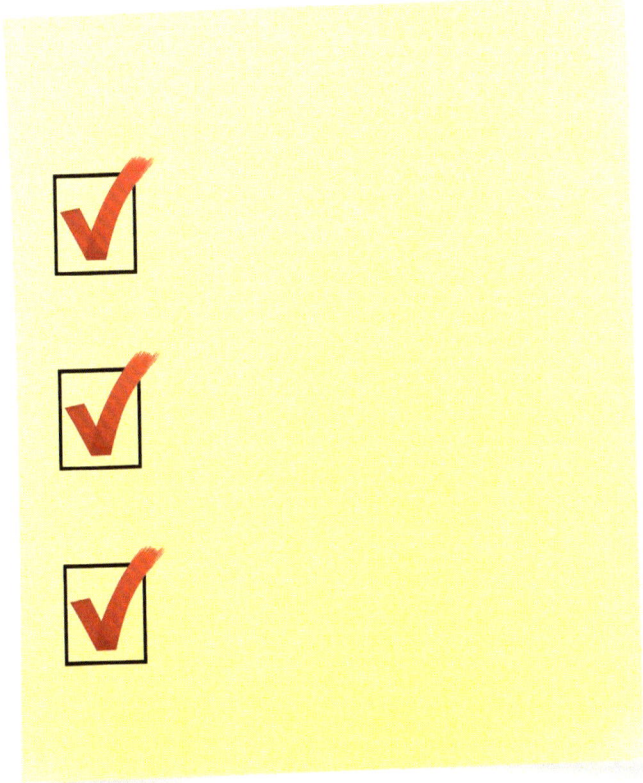

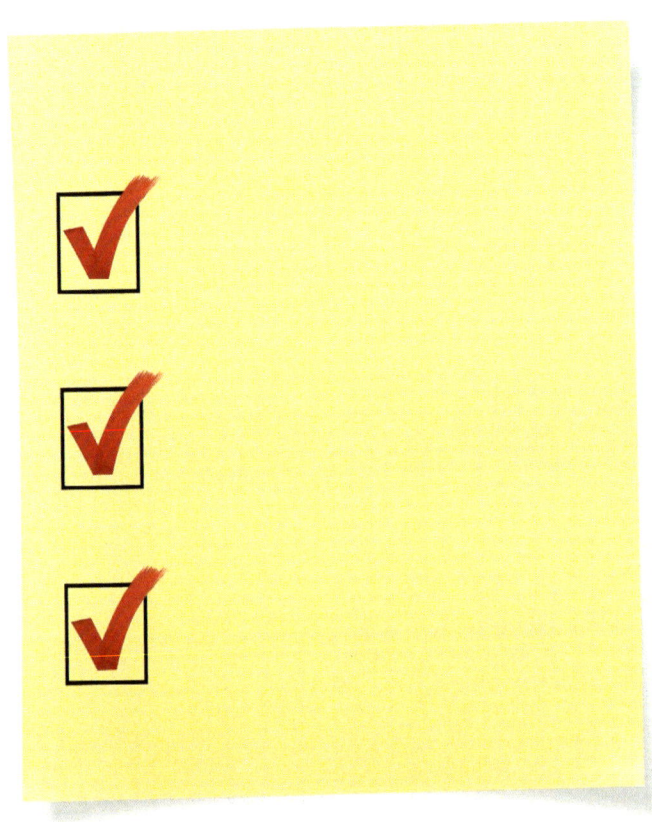

4. 무릎 운동

무릎 안정화 운동 1

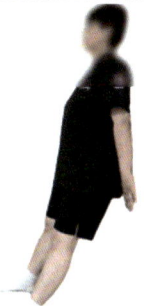 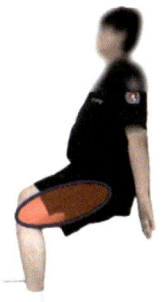

10~30초간 버티기

1. 벽에 기대 서서 한 발짝 정도 앞으로 나온다.

2. 천천히 벽을 쓸면서 엉덩이를 천천히 내려주고 천천히 올라온다.

* 허벅지 중립 자세를 유지
(다리 사이에 베개나 블록 끼기 가능)

무릎 안정화 운동 2

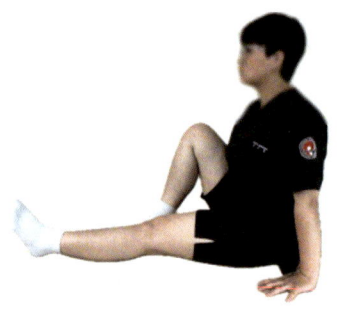 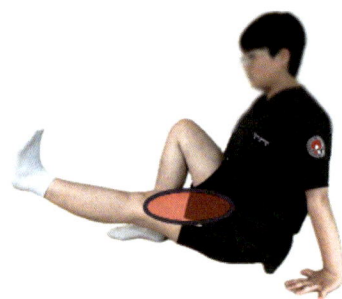

10회 2세트

1. 한쪽 다리는 피고 반대쪽은 무릎을 굽혀 앉아준다.

2. 다리를 쭉 편 채 다리를 천천히 올렸다가 내린다.
   (바닥에 발꿈치가 닿지 않을 정도로 시행한다.)

- POINT: 발끝을 몸쪽으로 당겨서 시행한다.
- 누워서 시행한다면 난이도를 낮출 수 있다.
  이때 팔에 힘을 많이 주면 안된다.

무릎 안정화 운동 3

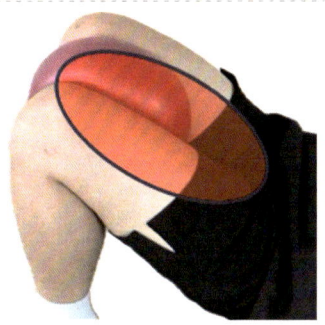

10~30회 반복

1. 바닥에 누운 상태에서 무릎을 세운 후 허벅지 안쪽에 볼을 하나 끼운다.

2. 허벅지 안쪽 힘으로 공을 터뜨리는 느낌으로 공을 쪼아준다.

무릎 안정화 운동 4

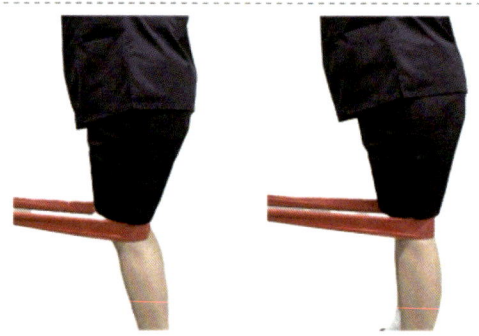

10회 2세트

1. 기둥에 밴드를 고정하고 다리를 끼우고 무릎을 살짝 구부렸다가 펴준다.
2. 펼 때 허벅지 안쪽에 힘이 잘 들어가야 한다.

- 너무 과하게 무릎을 구부지리 않고 펴는 것에 집중한다.
- 난이도 올리기: 밴드를 착용하지 않은 다리를 뒤로 한 칸 이동한다.

무릎 통증 시 장경인대 마사지

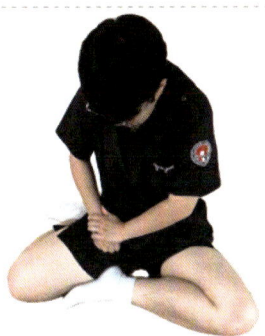

1. 다리를 한쪽으로 돌려 앉아준다.
2. 주먹의 딴딴한 부위로 바지주머니를 넣는 위치에 볼록한 근육을 지긋이 누르면서 마사지 한다.
3. 추가적으로 엄지손가락을 대고 10회씩 원을 그리며 마사지한다.

* 1번 자세가 어렵다면 반대쪽 골반에 쿠션을 대고 골반의 수평을 맞춰야 한다.

무릎통증 도움 스트레칭

무릎

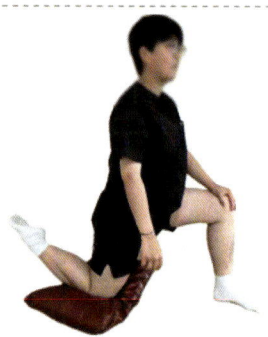

30초씩 3세트 반복

<외측광근 스트레칭> - 무릎 바깥쪽 통증

1. 바닥에 베개를 두고 뒤 무릎은 굽히고 앞 무릎은 세워준다.
2. 뒤쪽 발을 바깥쪽으로 돌려준다.
3. 천천히 몸을 세워준다.

무릎통증 도움 스트레칭

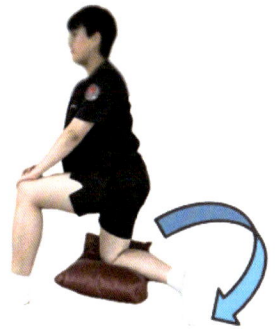

30초씩 3세트 반복

<내측광근 스트레칭> - 무릎 안 앞 통증

1. 바닥에 베개를 두고 뒤 무릎은 굽히고 앞 무릎은 세워준다.
2. 뒤쪽 발을 안쪽으로 돌려준다.
3. 천천히 몸을 앞으로 기울여준다.

무릎통증 도움 스트레칭

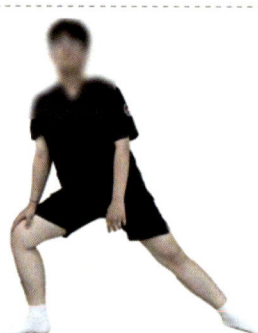

1분 3세트

<내전근 스트레칭> - 무릎이 뻣뻣한 느낌

1. 바닥에 한쪽 다리의 체중을 실으면서 옆쪽으로 몸체를 이동시켜준다.
2. 뻗은 다리의 안쪽 근육이 스트레칭 되는 정도로 유지한다.

- 몸은 고정하고 다리를 최대한 바깥쪽으로 뻗어준다.

Q-setting 운동

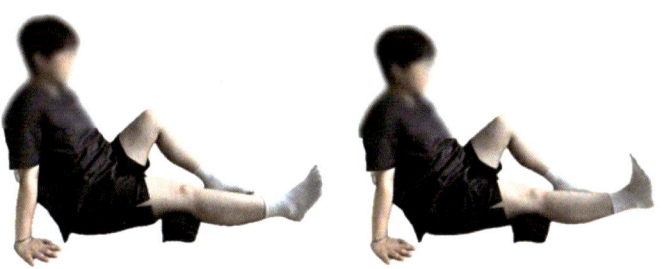

10회 3세트

1. 앉은 자세에서 무릎 밑에 수건을 놓아준다.
2. 오금으로 수건을 아래 방향으로 누르면서 무릎을 최대로 신전 시킨다.

* 발목도 몸쪽으로 발등굽힘 시킨다.

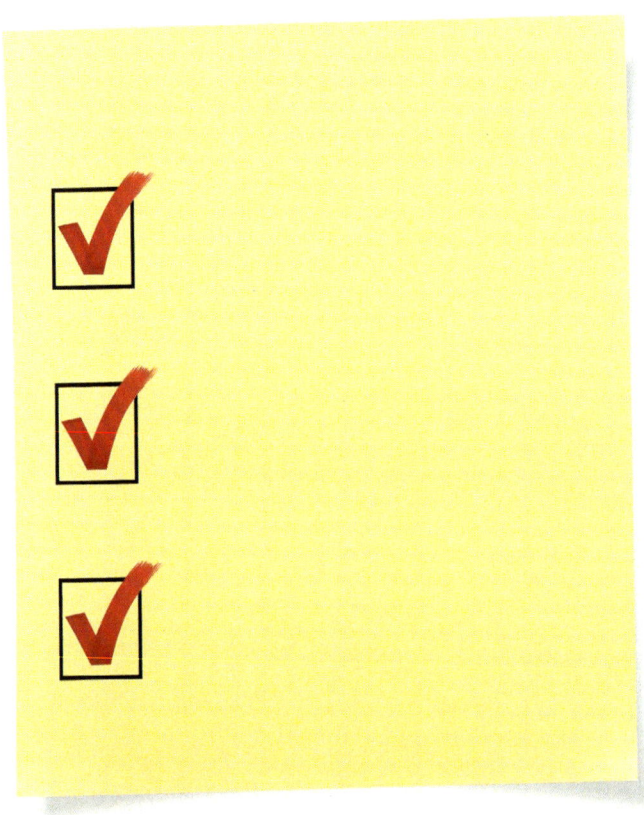

5. 어깨 운동

어깨 외회전 강화 운동

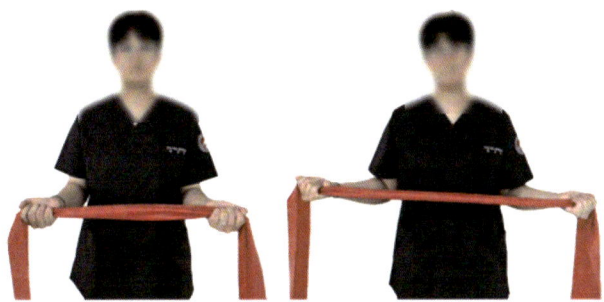

10회 3세트

1. 밴드를 적당한 탄성으로 잡는다.

2. 팔꿈치를 움직이지 않도록 몸에 붙인 다음 팔을 바깥쪽으로 돌리며 늘렸다가 풀어주는 방식으로 실시한다.

주의: 몸통을 젖히지 않는다.

어깨 내회전 강화 운동

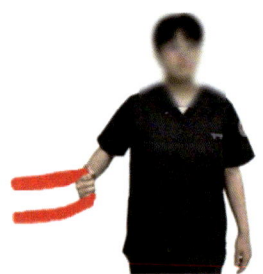 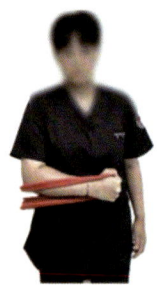

10회 3세트

1. 고무줄을 문고리에 묶어서 고정을 한다.

2. 팔꿈치를 몸에 붙이고 팔꿈치를 90도로 유지한다.

3. 팔을 최대한 바깥으로 돌리고 3초간 유지한 후 다시 원위치로 돌아온다.

등 뒤 내회전 운동

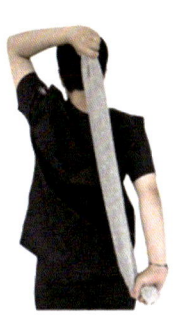 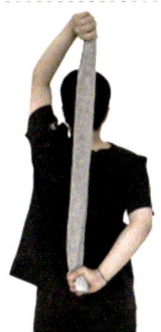

10회 3세트

1. 수건이나 막대를 이용하여 아픈 팔은 아래로 내린다.

2. 건강한 팔은 위로 하여 잡는다.

3. 건강한 팔을 최대한 위로 뻗어 아픈 팔이 따라오게 한다.

벽에 대고 팔굽혀펴기

어깨

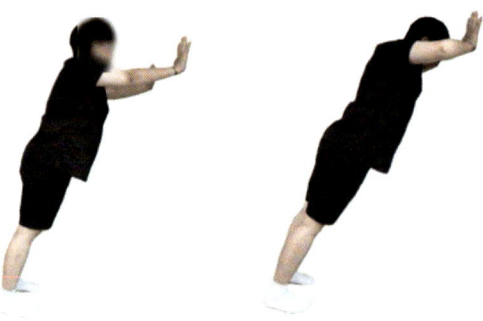

10회 3세트

1. 벽 앞에 서서 팔을 펴고 준비한다.

2. 복부에 힘을 주고 등은 수평 유지한 상태로 천천히 내려간 후 시작 자세로 돌아온다.

벽에 대고 팔 올리기

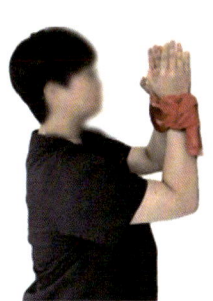 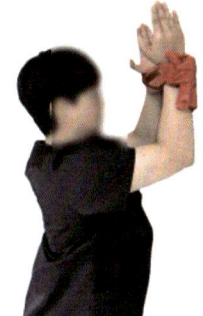

10회 3세트

1. 밴드를 양쪽 손목에 걸고 벽에 팔을 올려준다.

2. 밴드를 양쪽으로 잡아당기는 힘을 유지하면서 그대로 팔을 위쪽으로 올렸다가 내려온다.

어깨 굽히기 운동

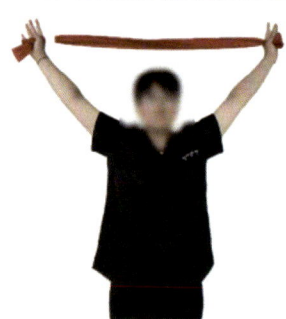 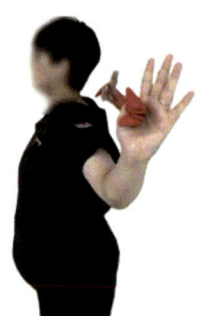

10회 3세트

1. 밴드를 짧게 잡는다.

2. 어깨를 끌어내리며 팔꿈치를 몸통 아래로 내린다.

3. 내릴 땐 어깨와 귀가 멀어지게 한다.

어깨뼈 모으기 운동

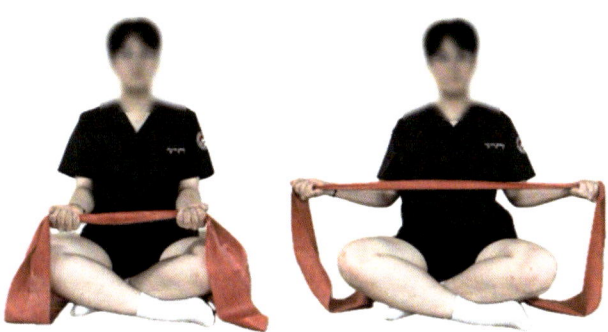

10회 3세트

1. 양팔을 몸통에 붙이고 세라밴드를 잡는다.

2. 숨을 내쉬는데 날개뼈를 모아주면서 양팔은 바깥으로 벌려 세라밴드를 당긴다. 천천히 5초 유지한다.

팔 올렸다 내리기 운동

어깨

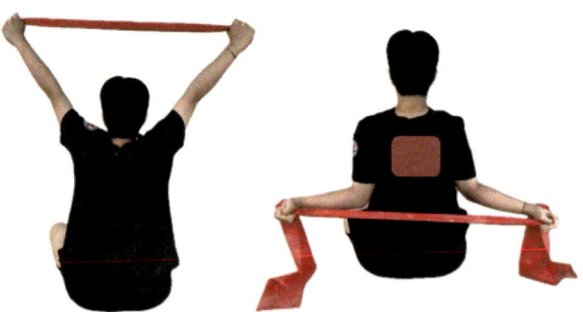

10회 3세트

1. 양손에 세라밴드를 잡고 양팔을 펴서 머리위로 올린다.

2. 팔꿈치를 굽히고 날개뼈를 최대한 모으면서 천천히 팔을 내린다. 밴드는 등을 쓸어주는 느낌으로 등과 붙여서 내린다.

앉아서 밴드 당기기 운동

어깨

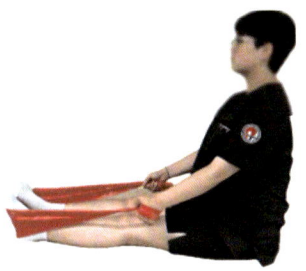 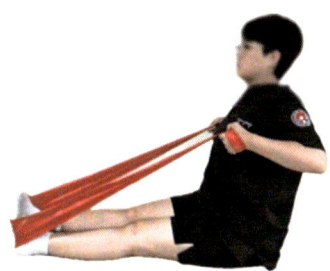

10회 3세트

1. 다리를 길게 펴고 앉고 가슴이 하늘을 향하도록 펴준다. 발에 세라밴드를 걸어 양손으로 잡는다.

2. 숨을 내쉬면서 날개뼈를 최대한 모아주는 느낌으로 팔꿈치를 굽히며 세라밴드를 당긴다.

누워 팔 벌리기 운동

어깨

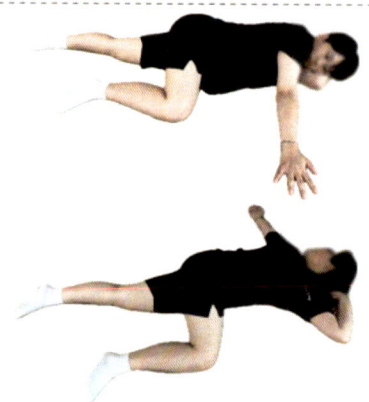

10회 3세트

1. 옆으로 누운 자세에서 한 다리는 무릎을 굽혀 베개를 끼우고 한쪽 팔을 앞으로 뻗는다.

2. 복부에 힘을 준 상태에서 고개와 같이 한쪽 팔을 반대 방향으로 회전시킨다.

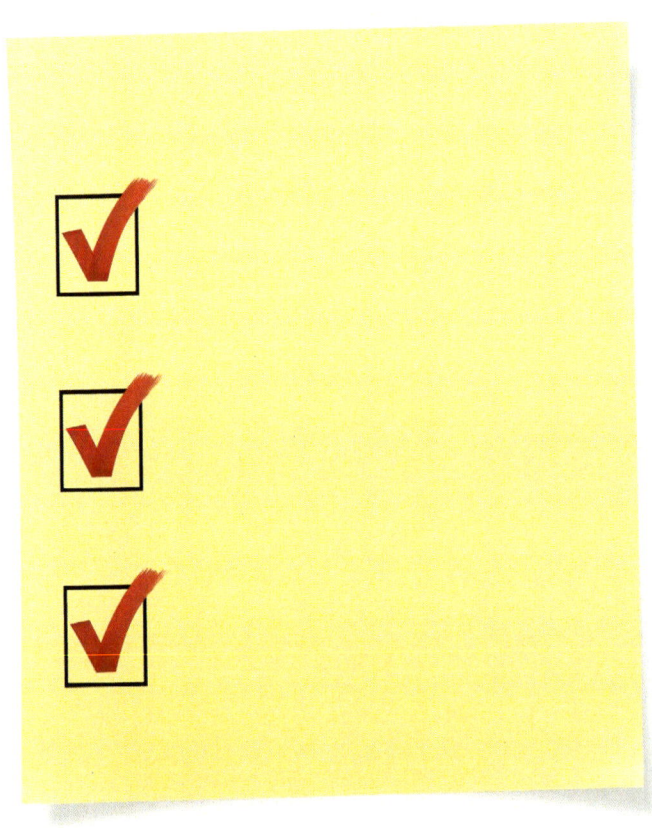

6. 골반 운동

ㄱㄴ 골반 가동성 운동

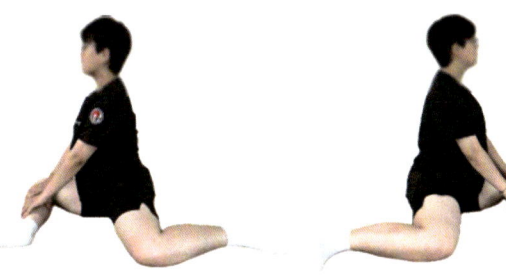

한 다리씩 5회 3세트

1. 다리를 골반 너비보다 넓게 벌리고 다리를 한 방향으로 넘겨 몸을 돌려 앉는다.

2. 엉덩이 골반 바닥으로 눌러주듯 유지한다.

골반 나비 자세

골반

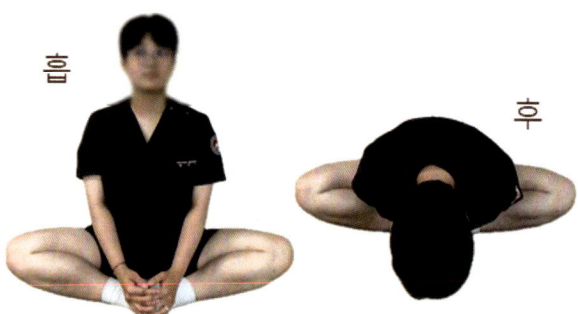

흡 후

20~30초 3세트

1. 가슴과 허리를 곧게 펴고 두 발바닥을 마주하여 발을 최대한 몸 쪽으로 끌어당긴다.

2. 숨을 내쉬면서 천천히 이마가 바닥에 닿도록 상체를 숙여준다.

골반 개구리 자세

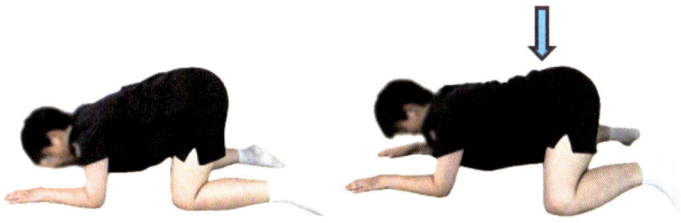

내려간 자세 10초
올라간 자세 2초간 버티기 10번

1. 매트 위에서 개구리처럼 양 다리는 벌려서 무릎을 바닥에 붙인다.

2. 양 다리를 조금 넓히면서 골반과 엉덩이가 발쪽으로 천천히 내려갔다 올라갔다 하도록 반복한다.

옆으로 다리 벌리기 운동

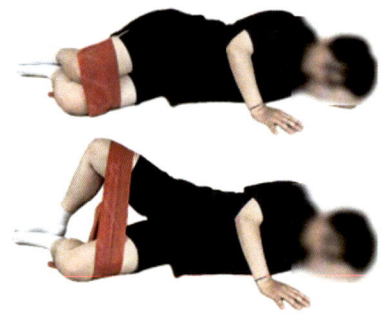

양쪽 각각 10회씩 3세트

1. 옆으로 누운 자세에서 무릎 위에 밴드를 낀다.

2. 무릎을 앞으로 접어 골반이 흔들리지 않도록 복부에 힘을 주고 무릎을 위로 든다.

주의: 골반이 뒤로 넘어가거나 흔들리지 않게 한다.
   어깨, 골반, 발뒤꿈치를 일직선으로 만든다.

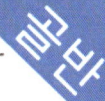

게걸음 운동 (사이드스텝)

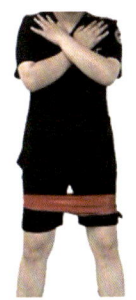
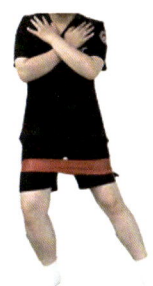

한쪽 걸음 당 20회씩 3세트

1. 밴드를 무릎 위에 착용한 뒤, 반 구부린 자세를 유지하며 한쪽으로 이동한다.

2. 이동 시 체중은 진행 방향 엉덩이에 실리도록, 체중은 항상 낮게 유지한다.

다리 벌리기 운동

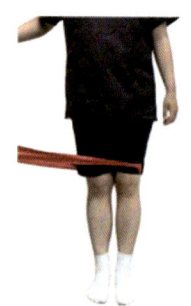 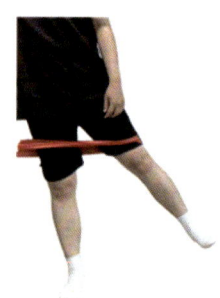

10회 3세트

1. 밴드를 무릎 위 허벅지 부분에 낀다.

2. 무릎을 바깥으로 벌리며 밴드를 늘렸다가 천천히 돌아온다.

주의: 발바닥으로 지그시 밀어내며 무릎을 천천히 벌린다.

허벅지 교차 운동

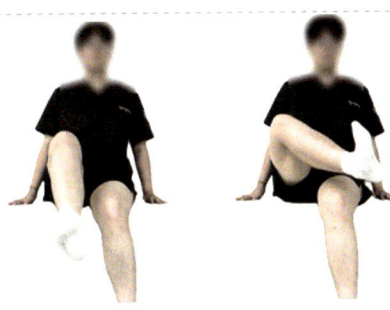

10회 3세트

1. 한쪽 무릎을 들어 안쪽으로 돌려 10초간 유지한다.
2. 이를 좌우 교대로 한다.

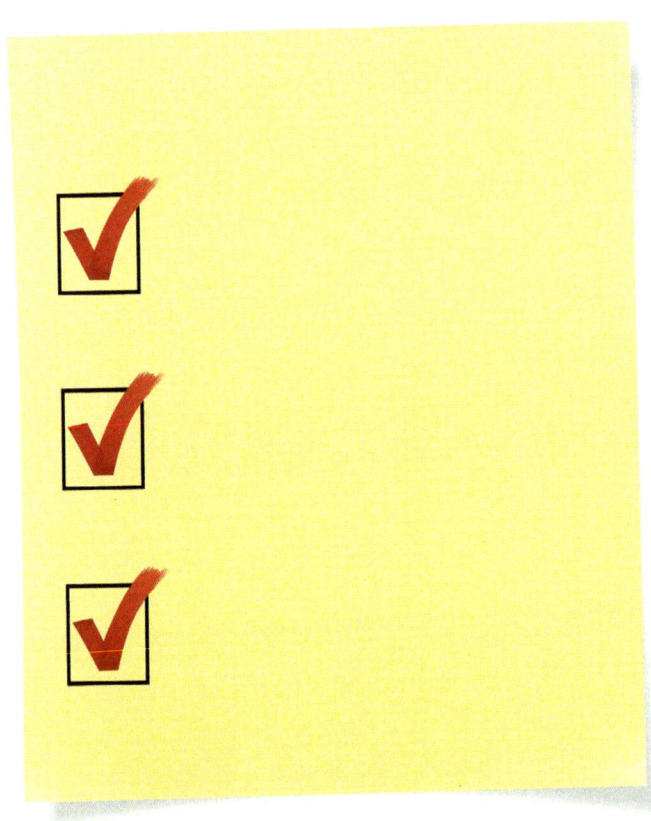

7. 흉추 운동

흉추 가동성 운동 1

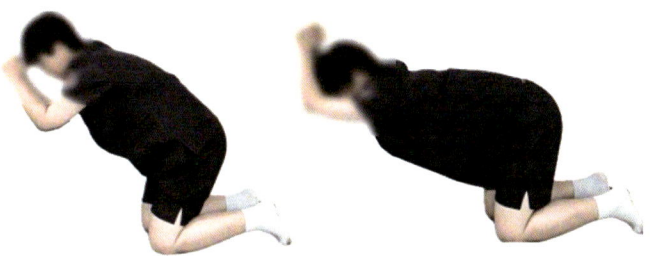

15회 3세트

1. 의자나 벽에 양 팔꿈치를 올리고 손은 깍지를 낀다.

2. 명치를 바닥으로 누르듯이 지긋이 눌러준다.
   (갈 수 있는 만큼, 튕기지 않는다.)

엎드려 한 팔 벌리기 운동

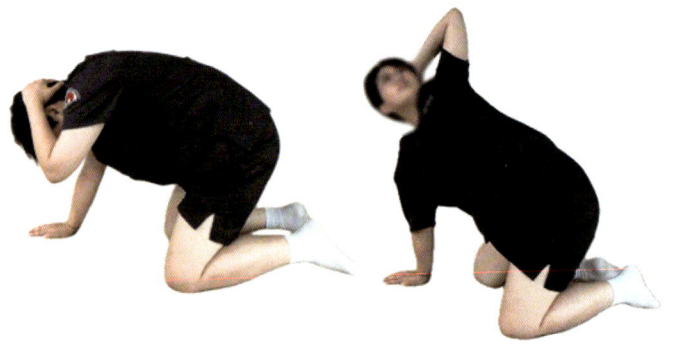

10회 3세트

1. 무릎 꿇고 앉은 자세에서 한 팔은 바닥을 지지하고 한 손은 뒤통수를 감싼다.

2. 복부에 힘을 준 상태로 고개와 함께 팔을 천장을 향해 벌리면서 흉추를 회전시킨다.

흉추 폄 운동

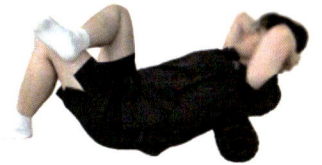 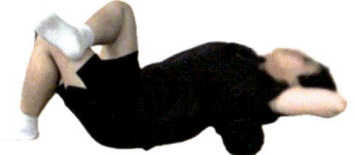

10회 3세트

1. 폼롤러나 베개를 등 뒤에 놓는다. (무릎은 굽히고 양손은 머리 뒤에 깍지를 껴 머리를 고정한다.)

2. 복부에 힘을 준 상태로 허리를 고정하고 머리가 바닥에 닿도록 등과 팔을 펴준다.

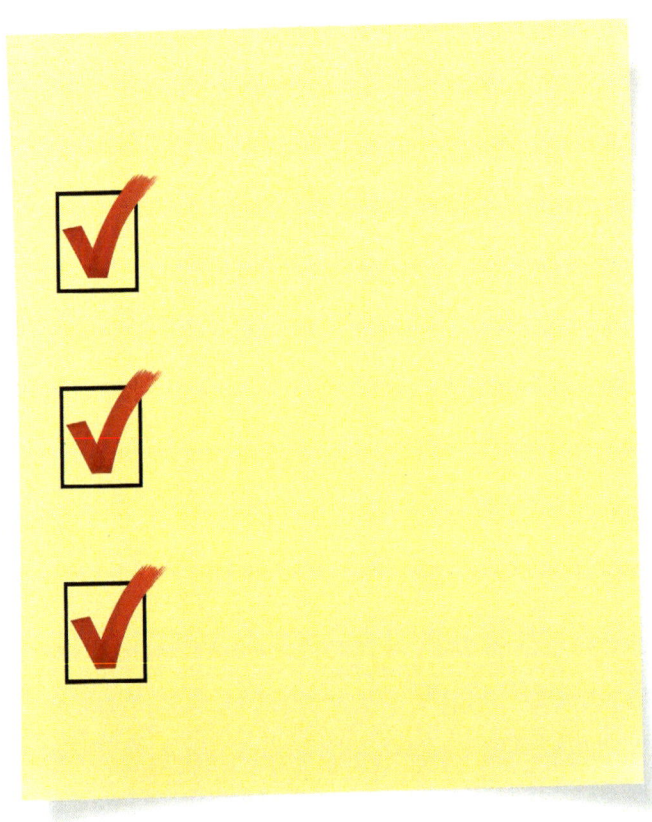

8. 발목 운동

까치발 운동

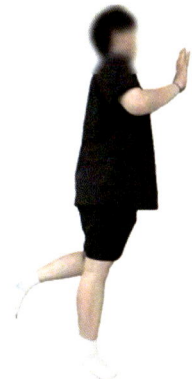

30초 3세트

1. 벽을 손으로 지지한 채로 한발로 선다.
2. 서있는 발의 뒤꿈치를 들어 까치발 자세로 유지한다.

뒤꿈치 들기 운동

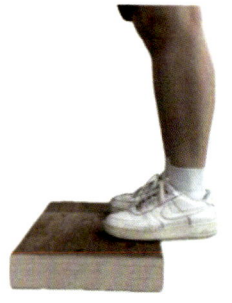 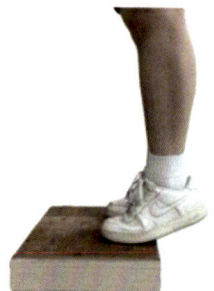

5회 3세트

1. 턱에 양 발을 올려 뒤꿈치가 공중에 뜨도록 앞꿈치로 선다.

2. 뒤꿈치를 천천히 바닥쪽으로 내렸다가 뒤꿈치를 올려 까치발로 선다.

발목 균형 운동

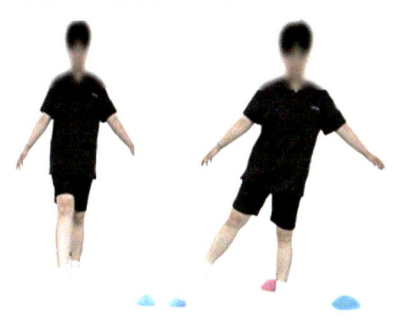

5회 3세트

1. 바로 선 상태에서 한발로 서서 균형을 잡는다.

2. 한발로 선 상태에서 나머지 한발로 앞, 뒤, 옆 지점을 찍으면서 최대한 한발로 균형을 유지한다.

종아리 스트레칭 운동

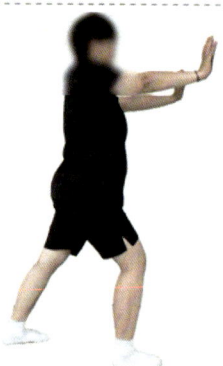

20초 3세트

1. 벽에 손을 짚고 다리를 앞뒤로 놓는다

2. 앞의 다리의 무릎을 굽히고 앞쪽으로 체중을 주어 뒷다리의 발목이 굽혀지도록 한다.

* 이때 뒷다리의 무릎은 펴져야 한다.

발꿈치 내리기 운동

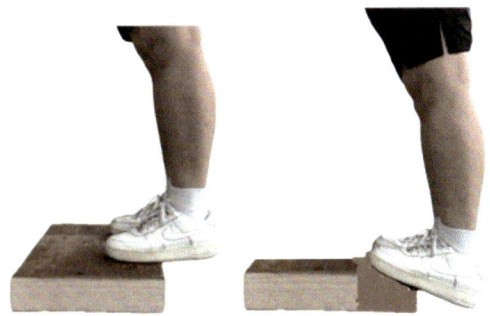

30초 3세트

1. 높이가 있는 턱에 올라가 뒤꿈치가 공중에 뜨도록 앞꿈치로 지지하여 선다.

2. 앞꿈치로 지지한 상태로 뒤꿈치를 천천히 바닥 쪽으로 내려 10초 유지시킨다.

벽위에서 발등굽히기 운동

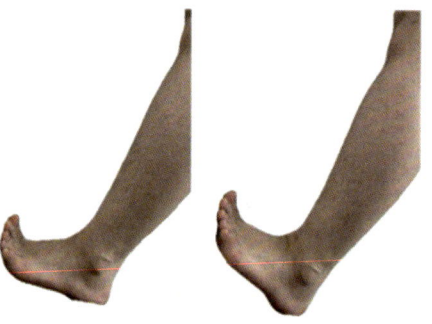

10초 유지, 10회 3세트

1. 발가락이 벽 위에 닿아 발등 쪽으로 굽혀지도록 발을 위치시킨다.

2. 발목을 발등 쪽으로 굽혀 벽에서 발가락이 떨어지도록 유지시킨다.

3. 굽힐 때 발이 가쪽을 향하도록 한다.

에듀컨텐츠 휴피아
CH Educontents Huepia

쉽게 따라하는 **부위별 운동카드**

초판 1쇄 발행 **2024년 10월 30일**

저 자		백지현, 한다빈, 최유정, 남다연, 박대성 共著
발 행 처		도서출판 에듀컨텐츠휴피아
발 행 인		李 相 烈
등록번호		제2017-000042호 (2002년 1월 9일 신고등록)
주 소		서울 광진구 자양로 28길 98, 동양빌딩
전 화		(02) 443-6366
팩 스		(02) 443-6376
e-mail		iknowledge@naver.com
web		http://cafe.naver.com/eduhuepia
만든사람들		기획·김수아 / 책임편집·이진훈 하지수 정민경 황수정 박정현
		디자인·유충현 하지수 / 영업·이순우
I S B N		978-89-6356-472-2 (13510)
정 가		15,000원

ⓒ 2024, 백지현, 한다빈, 최유정, 남다연, 박대성, 도서출판 에듀컨텐츠휴피아

> 이 책은 저작권법에 따라 보호받는 저작물이므로 무단전재와
> 무단복제를 금지하며, 책 내용의 전부 또는 일부를 이용하려면
> 반드시 저작권자 및 도서출판 에듀컨텐츠휴피아의 서면 동의를
> 받아야 합니다.

본 책자는 대전·세종·충남 지역혁신플랫폼 대학교육혁신본부 지역혁신센터
"2024년도 DSC 실행리빙랩 지원사업"의 지원을 받아 제작되었습니다.